Chan Mi Gong

meditación china para la salud

Liu Han Wen

Traducción de César Romaní

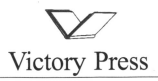

Victory Press

Monterey, CA

Índice general

Índice de figuras

ÍNDICE DE FIGURAS

Prefacio

Chan Mi Gong es uno de diversos tipos de qigong del budismo tradicional. Practicando qigong, no se usa ninguna medicina, ni se recurre a ninguna teoría de curación de enfermedades; en cambio se usa su propia consciencia para controlar y regular el cuerpo. El budismo tradicional enfatiza el desarrollo de su propio carácter inherente y de su consciencia interna. También recalca contemplarse a sí mismo y examinar su yo.

Cientos de años de experiencia han demostrado que el Chan Mi Gong puede desarrollar el *qi* interno, regular el metabolismo, estimular la salud, prevenir enfermedades, manifestar habilidades latentes y desarrollar inteligencia. Experimentos científicos recientes lo han corroborado y evidenciado de modo contundente.

Liu Han Wen basó este libro en información que su familia le transmitió a través de muchas generaciones. Él sistematizó el qigong y simplificó su lenguaje. El qigong que se enseñará aquí, está dividido en 6 grupos diferentes:

1. Técnicas Básicas - técnicas básicas para desarrollar el *qi*, fortaleciendo el cuerpo y previniendo enfermedades

2. Técnicas de Sabiduría - usado para estimular la inteligencia y desarrollar habilidades latentes

3. Combinando el Yin y el Yang - fusiona el cuerpo con la tierra y lo conecta con los cielos

4. Técnica de la Doble Nube - desarrolla el *qi* externo para curar enfermedades internas

5. Técnicas de Tu Na - desarrolla el *qi* para ser usado con diferentes fines

6. Limpiando la Mente - técnica medica poderosa que puedes ser usado para curar enfermedades de otras personas

En estos días, a medida que se desarrolla la neurociencia, se investiga la base científica del qigong y se estudia la percepción extrasensorial, el Chan Mi Gong tradicional de la China puede ser considerado como un puente entre la ciencia antigua y moderna. Es por esto, que este libro incluye tratados de maestros budistas sobre el origen de la sectas budistas Chan (Zen) y Mi (Tántrico), una explicación fisiológica del efecto del qigong en las funciones del cuerpo, investigación científica del *qi* y ESP (Percepción extrasensorial), testimonios médicos reales de como el Chan Mi Gong curó a pacientes individuales.

Espero, que todo esto sirva de base, a partir del cual el qigong se pueda desarrollar y expandir.

Prefacio del Traductor

El libro *Zhong Guo Chan Mi Gong* de Liu Han Wen fue publicado el 1 de julio de 1988 por la casa editorial popular Heilong Jiang de la la república de la China. Este libro que constaba de 600 páginas y 330,000 ideogramas fue el resultado final de numerosas ediciones precedentes.

La versión en español del Chan Mi Gong está basada en la versión en inglés, un libro de 80 páginas. Omite tres grupos de ejercicios de qigong pero nos da una vista panorámica del trasfondo histórico y de las investigaciones científicas que se han llevado a cabo acerca del qigong.

Septiembre 2008

Prefacio del Autor

Mi bisabuelo Liu Jincai nació en Gaomi, provincia de Shandong. Primero estudió medicina, y después se hizo monje. Mi abuelo Liu Zhaojue se trasladó de la ciudad de Jinan al Monte Penglai. Mi padre Liu Shanqing se fue a la provincia de Liaoning. Practicó medicina y meditación. Mi tía Liu Suluan se hizo monja a muy temprana edad. Ella practicaba Taoísmo y medicina.

Mis antepasados practicaban diversos tipos de qigong y medicina y ellos me lo enseñaban en casa. Estas prácticas fueron sistematizadas bajo el nombre de Chan Mi Gong, que es una combinación de la teoría y práctica de las sectas budistas Chan y Mi.

Enseñé este tipo de qigong en los años 1950 en el Centro de Deportes de Shenyang (provincia de Liaoning) y en los años 1960 en el Centro de Deportes de Dandong. La Revolución Cultural (1966-76) interrumpió este proceso.

En 1980, Li Zhinan fundó una organización de qigong en Beijing y se enseñó la técnica de la Doble Nube. A partir de allí el Chan Mi Gong se ha expandido por todo el país. Numerosos artículos han sido escritos en diversas revistas de qigong y de deportes. A fines de 1986, ya eran casi un millón las personas que fueron introducidas en este tipo de qigong. En 1987, varios editores de Hong Kong mencionaron el Chan Mi Gong es sus libros *Tu Lie Zhong Guo Liuxing Qigong* y *Zhong Guo Liuxing Qigong Xuan*.

Debido a este interés, se formó un comité dentro de la *Asociación para la Ivestigación del Qigong de la China* para escribir este libro.

Quisiera agradecer a las siguientes personas: al pionero Li Zhinan, al valeroso lider Profesor Yuan Hongshou, a mi infatigable colega Ma Huiwen, a mis amigos de Shandong y de Liaoning, a los editores e impresores que me ayudaron con las ediciones anteriores, a los muy amables miembros de la *Asociación para la Investigación del Qigong de la China*, a la Estación Central de la Enseñanza del Chan Mi Gong de la China, a las 240 estaciones de enseñanza incluidos los anexos, y a los numerosos grupos de investigación. Y por último al Camarada Qiu Yang.

Liu Hanwen
10 de octubre de 1988
Beijing

Parte I

Técnicas
del
Chan Mi Gong

1. Técnicas básicas

1.1. Técnicas de relajamiento

1.1.1. Postura

Las técnicas básicas pueden ser practicadas de pié, sentado o echado.

1. El cuerpo entero debe de estar relajado.

2. Los ojos deben de estar ligeramente cerrados.

3. La respiración debe de ser natural.

1.1.2. Expandiendo el tercer ojo

Sonría para expandir el tercer ojo. El tercer ojo que es una pequeña hendidura en el centro de la frente encima de las cejas simboliza sabiduría, bondad y fortuna. (Figura 1.1) Esta es la ventana a través de la cual la persona puede emitir *xinxi*, que es un tipo especial de energía que no solamente corresponde a la luz, a la electricidad o a las ondas electromagnéticas. (Se le conocía como luz espiritual en el pasado.) Esta emisión se usa para buscar el universo.

Esta ventana también puede absorber. La absorción es usada para diferenciar y entender el universo. La práctica de la emisión y absorción del *qigong xinxi* tiene aplicaciones muy importantes. Puede ser usado para regularse a sí mismo o para ayudar o para curar a otros.

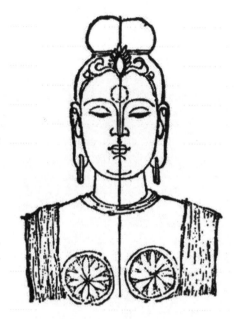

Figura 1.1: el tercer ojo

Puntos importantes

Un rostro amargo o preocupado puede contraer la frente. Cuando se expande el tercer ojo es importante tener una expresión de alegría. Aún más importante es la sonrisa interna que se manifiesta en la sonrisa externa en el rostro.

18

Expresándolo de otra manera, no es solamente la sonrisa física del tercer ojo sino una sonrisa desde lo más profundo del corazón, una sonrisa que durará eternamente, una sonrisa de "nirvana".

Una sonrisa del corazón, un cuerpo relajado y una respiración normal ayudan a entrar rápidamente en un trance, lo cual es importante para obtener resultados prácticos.

1.1.3. Relajamiento del periné

El periné es la parte que se encuentra entre los órganos sexuales y el ano. Sin embargo, no está limitado al punto de acupuntura *Ren 1* (Huiyin) sino que está conectado con el área abdominal. Como el tercer ojo, éste es también capaz de absorber *xinxi* del universo. Es un enlace muy importante en la órbita macrocósmica, pues conecta a la persona con el *qi* pre-natal y el *qi* post-natal. El periné comparte *la respiración y el destino* del universo. Es el camino en el cual el hombre y el cielo se encuentran, se comunican y eventualmente se unen.

Punto importante

El periné es una confluencia importante para el movimiento del *qi*. Muchas veces se le compara con una puerta de acero porque es muy difícil de relajar. *Tratar de orinar, sin orinar* no es suficiente, uno tiene que utilizar su propia consciencia mental sin esfuerzo físico para poder relajar el periné. Si está relajado adecuadamente, el periné y las regiones laterales internas de las piernas se sentirán tibios y adormecidos.

Cuando el tercer ojo se ha expandido y el periné relajado se experimenta una sensación placentera. El cuerpo

19

debe de sentirse ligero y el corazón debe de sentirse en armonía con el universo.

Estas dos técnicas son las más fundamentales y serán usadas a lo largo de los 6 grupos de ejercicios del Chan Mi Gong.

1.1.4. Distribución 70-30 del peso

A fin de preparar adecuadamente el cuerpo para la práctica y permitir el flujo de sangre y de *qi*, se deberán de seguir ciertas pautas cuando se esté en la posición de pié.

1. Los pies deben de estar separados ligeramente hacia afuera a una distancia correspondiente al ancho de los hombros.
   70 % del peso del cuerpo debe de estar en los talones, 30 % en la planta de los pies. Los dedos de los pies deben de estar sueltos y libres de moverse.

2. Las rodillas no deben de estar dobladas ni rígidamente derechas. Deben de estar flexibles y moverse ligeramente. (Figura 1.2)

3. Enderece la curva natural de la columna vertebral cerca de la cintura moviendo las caderas ligeramente hacia adelante. (Figura 1.3)

4. Relaje los hombros creando un pequeño espacio bajo las axilas y teniendo los codos dirigidos hacia afuera. Los brazos deben de estar colgados de manera natural y los dedos deben de estar ligeramente separados.

5. El cuello debe de estar derecho. Imagínese que la cabeza está siendo tirada hacia arriba.

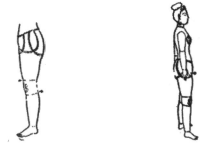

Figura 1.2: rodillas   Figura 1.3: caderas

6. La cabeza, el periné y el punto entre los dos talones deben de estar en línea recta. (Figura 1.4) El cuerpo no debe de inclinarse hacia adelante o hacia los costados.

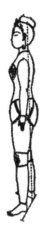

Figura 1.4: línea recta

Si todas las pautas hasta este punto han sido seguidas correctamente, entonces el cuerpo entero debe de experimentar una sensación placentera o un ligero adormecimiento. Esa es la sensación del *qi* moviéndose en el cuerpo.

Puntos importantes

La práctica puede ser hecha sentado o echado en una posición natural y confortable. No hay necesidad de arrodillarse o de sentarse en la posición de loto (piernas cruzadas). Pero se debe de recordar de expandir el tercer ojo y de relajar el periné.

El relajamiento conduce al silencio; el silencio conduce a la estabilidad; la estabilidad conduce a la realización; la realización conduce a la sabiduría.

1.2. Técnicas de movimiento

Estos cuatro ejercicios tienen por función poner en movimiento la columna vertebral, promover el flujo del *qi*, ejercitar los órganos internos del cuerpo y regular el metabolismo. Ellos también inducen emociones positivas y una sensación general de bienestar.

1.2.1. Movimiento ondulatorio de adelante hacia atrás

Con los ojos cerrados, mire hacia adentro. Centre su atención en el coxis (la punta del coxis). Lenta y ligeramente mueva el coxis hacia atrás y hacia adelante de manera ondular. (Figura 1.5)
Mueva cada vez una vértebra desde el hueso sacro o coxis (4-5 huesos)

a los huesos lumbares o de la cintura (5 huesos)
a los huesos torácicos o del pecho (12 huesos)
a los huesos cervicales o del cuello (7 huesos).

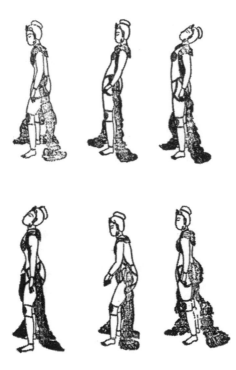

Figura 1.5: de manera ondular

Cuando cada vértebra haya sido movida individualmente, balancee toda la columna vertebral de adelante hacia
atrás lenta y ligeramente de manera ondular, dos o tres veces. Luego mueva hacia abajo las vértebras, una a la vez,
desde las vértebras cervicales pasando por las vértebras
torácicas y lumbares retornando al coxis.

Continúe moviendo desde arriba hacia abajo la columna vertebral hasta que se sienta confortable. Los hombres deben de practicar un número impar de veces (1, 3, 9 etc.) y las mujeres un número par (2, 4, 6 etc.)

Puntos importantes
El objetivo es de usar su consciencia para mover cada vértebra individualmente. Las vértebras adyacentes se moverán también ligeramente.

1.2.2. Movimiento de balanceo de izquierda a derecha

De nuevo se comienza con el coxis. Esta vez mueva el coxis de izquierda a derecha ligeramente. Mueva hacia arriba las vértebras formando una S continua, moviendo desde el hueso sacro, a las vértebras lumbares, torácicas y a las vértebras cervicales. (Figura 1.6) Luego balancee toda la columna vertebral de izquierda a derecha dos o tres veces antes de mover las vértebras hacia abajo, una a la vez, terminando en el coxis. De nuevo repita el ejercicio cuantas veces sea necesario. Los hombres un número impar de veces; y la mujeres un número par.

1.2.3. Movimiento de torsión

El tercer movimiento es un movimiento de torsión como exprimiendo una toalla mojada. Repita los mismos procedimientos de mover la columna vertebral hacia arriba y hacia abajo como en las dos técnicas anteriores pero esta vez girando las vértebras. (Figura 1.7)

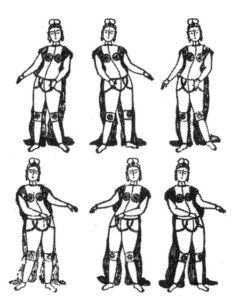

Figura 1.6: de izquierda a derecha

1.2.4. Combinación

Combinando los movimientos ondulatorio, de balanceo y de torsión en un solo movimiento es una tarea ardua al principio y puede ser un concepto difícil de entender. Se puede parecer a un movimiento ondulatorio con balanceo y torsión combinados, o se puede parecer a una torsión con movimiento ondulatorio y balanceo combinados. Solo después de alguna práctica, se podrá experimentar las sutilezas de este movimiento.

Puntos importantes
Expandir el tercer ojo y relajar el periné son ejercicios

25

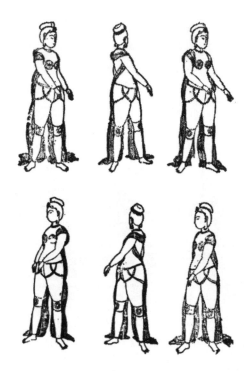

Figura 1.7: torsión

que conllevan a relajar todo el cuerpo. Un viejo dicho dice "Relaja una parte y todas las demás partes se relajarán." Las siguientes cuatro técnicas son técnicas de movimiento. Los movimientos ondulatorio, de balanceo y de torsión de la columna vertebral tienen por función mover todo el cuerpo. "Si una parte se mueve, todas las partes se mueven."

Pero el relajamiento y el movimiento son solo técnicas. El objetivo es desarrollar el *qi* para que regule el cuerpo. No se debe de prestar excesiva atención al tercer ojo, al periné o a las vertebras individuales. La atención debe de estar concentrada al proceso como un todo.

El relajamiento estimula el movimiento. El movimiento regula y cambia la frustración acumulada o la fatiga agobiante. El relajamiento y el movimiento deben de practicarse con igual atención. Sin relajamiento o movimiento el estancamiento se impone sin resultados positivos. El relajamiento sin el movimiento nos conduce a la inactividad y pasividad. El movimiento sin el relajamiento es como un movimiento mecánico. Tarde o temprano las partes se desgastan.

1.3. Uniendo el interior con el exterior

Esta es una extensión de las cuatro técnicas de movimiento.

El movimiento de la columna vertebral causa que se muevan los órganos internos, las articulaciones, los músculos, los dedos de las manos y de los pies. Todas las partes del cuerpo, incluidas la piel y los vellos más finos, todos se mueven y se expanden al unísono con el universo. Este es el primer paso para una liberación real.

1. Después de finalizar la combinación de movimientos tenga las palmas de las manos dirigidas hacia abajo. A medida que la columna vertebral se mueva hacia adelante y hacia atrás, las manos se levantan lentamente por encima de los hombros. (Figura 1.8)

2. Las manos se extienden hacia la izquierda y hacia la derecha. A medida que la columna vertebral gire de

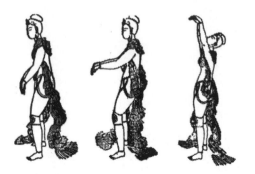

Figura 1.8: por encima de los hombros

izquierda a derecha, los brazos le siguen con ambas manos apuntando en la misma dirección. (Figura 1.9)

3. Las manos se mantienen a ambos lados del cuerpo. A medida que el cuerpo se balancea de izquierda a derecha, se bajan las manos lentamente, como un pájaro doblando sus alas. (Figura 1.10)

Después que los brazos han descendido, haga con ellos pequeños círculos (los hombres 1, 3, o 9 veces, las mujeres, 2, 4, o 6 veces). A medida que los círculos hayan sido hechos, mire internamente a la columna vertebral en movimiento. (Figura 1.11)

1.4. Almacenando el *qi* o limpiando la médula espinal

Este es el último paso de las técnicas básicas.

Levante los brazos sobre la cabeza, con las palmas juntas. Descienda las palmas por delante del rostro y llévelas

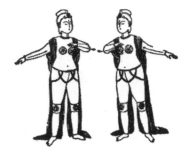

Figura 1.9: apuntando en la misma dirección

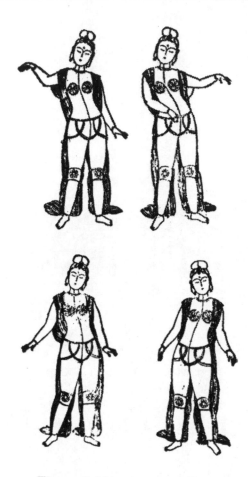

Figura 1.10: como un pájaro

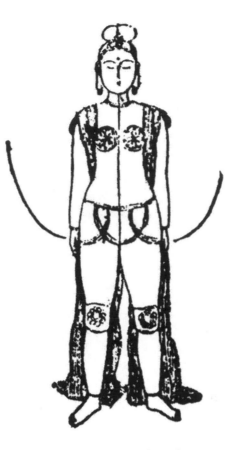

Figura 1.11: mire a la columna

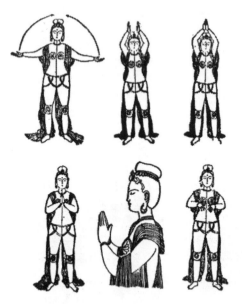

Figura 1.12: a la región abdominal

a la región abdominal. (Figura 1.12)

Entrelace los dedos de tal manera que se forme un "sello de manos". (En los hombres, el índice izquierdo deberá de estar encima, en las mujeres el índice derecho.) Coloque el "sello de manos" sobre el abdomen aproximadamente a dos pulgadas debajo del ombligo. Manténgase relajado. (Figura 1.13)

Use su consciencia para mover el *qi* a lo largo de la médula espinal y almacénelo en el abdomen. Esto se conoce como "limpiar la médula espinal" o "almacenar el *qi*".

Los antiguos decían, "Si tu médula espinal está limpia, tú podrás ver y percibir." Esto indica que el espíritu se encuentra almacenado en la médula espinal.

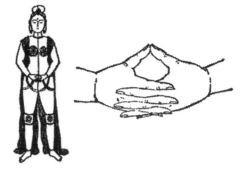

Figura 1.13: colocando el "sello de manos" sobre el abdomen

Después de haber juntado el *qi*, abra ligeramente sus ojos.

1.5. Práctica paso a paso de las técnicas básicas

1. Despeje la mente y prepárese para la práctica.

2. Postura.
   Manténgase en la posición 70-30, con los pies separados correspondientemente al ancho de los hombros.
   Relaje el cuerpo entero.
   Expanda el tercer ojo y relaje el periné.

3. Movimiento ondulatorio de adelante hacia atrás.
   Dirija su consciencia al coxis. Balancéelo ligeramente de atrás hacia adelante.
   Mueva las vértebras, una a la vez, desde el coxis a la zona lumbar, balanceándolas lenta y ligeramente,

mirando internamente.

Mueva la zona torácica, balanceándola continuamente.

Mueva las vértebras cervicales.

Balancee toda la columna vertebral, manteniendo el cuerpo relajado. Mirando internamente, "limpie la columna vertebral."

Dirigiendo su consciencia a las vértebras balancéelas una por una. Mueva las vértebras desde la cervical a la torácica. Continúe balanceando con la vértebra lumbar. Termine con el coxis.

(Puede ser repetido.)

4. Movimiento de balanceo de izquierda a derecha.

Dirija su consciencia al coxis. Balancéelo ligeramente de izquierda a derecha.

Mueva una vértebra a la vez, desde el coxis a la vértebra lumbar, balanceándolas lenta y ligeramente, mirando internamente.

Muévase a la vértebra torácica, balanceándola continuamente.

Muévase a la vértebra cervical.

Balancee toda la columna vertebral en forma de *S*, manteniendo el cuerpo relajado. Mirando internamente, "limpie la columna vertebral."

Dirigiendo su consciencia a las vértebras, balancéelas una por una. Muévalas desde la vértebra cervical a la torácica. Continúe balaceando con la vértebra lumbar. Termine con el coxis.

(Puede ser repetido.)

5. Torsión de izquierda a derecha

Dirija su consciencia al coxis. Delicadamente hágalo girar de izquierda a derecha.

Mueva una vértebra cada vez, desde el coxis a la vértebra lumbar, haciéndolas girar lenta y ligeramente, mirando internamente.

Mueva la vértebra cervical.

Gire toda la columna vertebral como si estuviera exprimiendo una toalla. Mantenga el cuerpo relajado.

Mirando internamente, "limpie la columna vertebral."

Dirigiendo su consciencia a las vértebras, gírclas una por una. Muévase desde la vértebra cervical a la torácica. Continúe girando con la vértebra lumbar. Termine con el coxis.

(Puede ser repetido.)

6. Combinación

Levante las manos por delante del cuerpo mientras balancea toda la columna vertebral de atrás hacia adelante.

Extienda los brazos a los costados. Mientras tanto gire toda la columna vertebral de izquierda a derecha.

Descienda los brazos, como las alas de un pájaro. Mientras tanto, balancee la columna vertebral de izquierda a derecha.

Ahora combine el movimiento ondulatorio, de torsión y de balanceo en un solo movimiento moderado. Mueva todo el cuerpo, incluyendo en este movimiento los dedos de las manos y de los pies, las muñecas, los codos, la cintura y las caderas.

Mantenga el cuerpo relajado a medida que la columna vertebral se mueve.

El movimiento exterior resulta cada vez más tenue y

lento.

Mantenga las rodillas relajadas y flexibles.

"Limpie la médula espinal de tal modo que usted pueda ver y percibir."

A medida que se mueva, regule los órganos internos y una el cuerpo con el universo exterior.

7. Almacenando el *qi*

Levante las manos sobre la cabeza, con las palmas tocándose. Baje ligeramente los brazos por delante del rostro.

Haga un "sello de manos" y sitúelo sobre el abdomen.

Mire internamente, siguiendo la columna vertebral hasta el área abdominal. "Limpie la columna vertebral" y almacene el *qi* en el área abdominal.

2. Técnicas de sabiduría

El objetivo de las técnicas de sabiduría es de desarrollar el tercer ojo. Moviendo el qi a través del tercer ojo, hacia la tierra, hacia el cielo y a todas partes, se desarrolla el qi y se lo almacena para un futuro uso. (Véase el capítulo 5 para una explicación científica.)

2.1. Relajar, expandir, emitir y almacenar

Antes de iniciar estos ejercicios, los primeros 6 pasos de las técnicas básicas deben de haberse seguido.

1. **Relajar**
   El relajamiento del periné es necesario para el relajamiento de todo el cuerpo. Un periné relajado abre los meridianos del cuerpo y permite la circulación del qi.

2. **Expandir**
   Mantenga las manos hacia arriba delante del cuerpo

como si estuvieran sosteniendo una pelota grande.
(Figura 2.1)

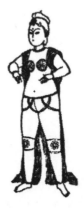

Figura 2.1: como si estuvieran sosteniendo una pelota grande

Manteniendo los ojos cerrados, expanda el tercer ojo.
Interiorice la combinación del movimiento ondulatorio, de balanceo y de torsión. Dirija su consciencia
hacia adentro del cuerpo. Con los ojos cerrados, observe el movimiento de los músculos internos, de las
articulaciones y de los órganos. Escuche el movimiento del cuerpo.

Puntos importantes
Respire naturalmente. Evite respiraciones largas o
cortas según los movimientos.
En primer lugar el periné, las palmas y el talón deben
de sentirse tibios y ligeramente adormecidos. Luego
esa sensación debe de propagarse al abdomen, al pe-

cho, a la espalda y al cuerpo entero. Pueden presentarse gorgoteos en el estómago, gases o eructos. No trate de evitarlos. El cuerpo se está regulando a sí mismo.

3. Emitir

Emitiendo desde el tercer ojo nos permite experimentar la sonrisa interna o la sonrisa de "nirvana". Eso ayuda a rejuvenecer el espíritu. Manteniendo los ojos cerrados, desde el tercer ojo, mire e imagínese objetos tan alejados como sean posibles. Mire montañas, ríos, estrellas y la luna. Eventualmente deje que su yo se expanda dentro del universo.

Puntos importantes

Este tipo de emisión es un ejercicio de utilizar la consciencia para regular y armonizar el cuerpo. Eso también desarrolla la respiración que regula el flujo de *qi*. Esto es similar a la práctica taoísta de "Desarrollar el *qi* para reunirse con el espíritu; desarrollar el espíritu para reunirse con el vacío."

Cuando se emite hacia el universo, el cuerpo debe de sentirse como si "existe, pero todavía no existe"; "está vacío, pero todavía no está vacío." Eso se llama vacío. Solo después de haber alcanzado este estado uno puede obtener realización y sabiduría.

4. Almacenar

Después de emitir, se debe de almacenar. Dirija su consciencia al interior del cuerpo y el *qi* lo seguirá naturalmente. Lleve el *qi* a lo largo de la columna vertebral y almacénelo en el área abdominal, aproximadamente a dos pulgadas debajo del ombligo.

Puntos importantes
Cada persona experimentará sensaciones diferentes. Ocasionalmente algunos sentirán escozores, escucharán pájaros, olerán flores, verán estrellas, luces brillantes o de colores. Esto es normal. Sonría y deje que cualquier cosa que suceda, ocurra naturalmente. Algunos practicantes podrán no experimentar estos fenómenos. No trate de buscarlos conscientemente. Cada persona es diferente.

2.2. Descienda sobre la tierra y Ascienda al cielo

Este ejercicio ayudará a expandirse fuera del cuerpo, dentro del universo.

1. **Descendiendo**
Después de almacenar el *qi* en el abdomen, use sus manos como guías, dirija el *qi* a la columna vertebral, a lo largo del interior de las piernas y deje que el *qi* descienda hacia la tierra tan profundo como pueda. Vea si usted puede visualizar agua profunda dentro de la tierra. Este ejercicio desarrolla el *yin*, que nutre la sangre. (Figura 2.2)

2. **Ascendiendo**
Después usando sus manos como guías, dirija su conciencia desde la profundidad de la tierra hacia las piernas. Levante las manos por delante del cuerpo,

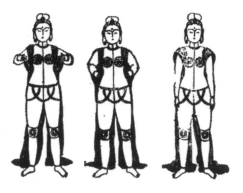

Figura 2.2: descendiendo

guíe el *qi* hacia arriba, hasta la punta de la cabeza. (Figura 2.3)

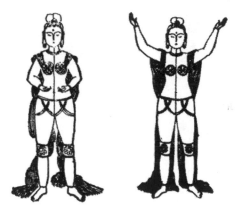

Figura 2.3: ascendiendo

Deje que la consciencia arrive a los cielos más elevados. Imagínese que la consciencia nada libremente por allí. Esto desarrolla el *yang*, que ayuda a complementar al *qi*.

Después de algunos minutos, dirija su consciencia al área abdominal.

2.3. Expansión a todos los lados

Deje que su consciencia se expanda desde el área abdominal a todos los lados: arriba, abajo, adelante, atrás, izquierda, derecha. (Figura 2.4)

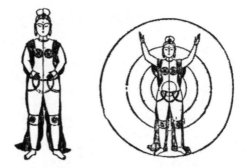

Figura 2.4: expansión a todos los lados

Emita tan lejos como pueda, a todos los ángulos del universo. Sienta como que usted está respirando con el universo. Deje que su consciencia esté fuera del cuerpo por algunos minutos.

2.4. Almacenar el *qi*

Dirija su consciencia desde tan lejos como sea posible. Almacene la energía desde las ocho direcciones y diríjala a la columna vertebral dentro del área abdominal. Escuche, vea, sienta lo que está en el abdomen. Cuando la consciencia retorna al abdomen, el *qi* retorna naturalmente. Cuidadosamente almacene el *qi* en el abdomen de tal manera que no se pierda. (Figura 2.5)

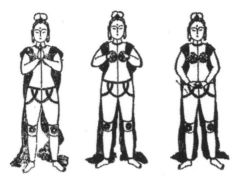

Figura 2.5: almacenando el *qi*

Punto importante

El *qi* que se desarrolla en este ejercicio es bueno para el fortalecimiento del cuerpo y la prevención de enfermedades. Puede también desarrollar habilidades latentes.

2.5. Guía paso a paso de las técnicas de sabiduría

1. Despeje la mente. Prepárese para la práctica.

2. Manténgase en la posición 30-70.

3. Practique las técnicas básicas 1-6.

4. Mantenga los órganos internos moviéndose ligeramente. La respiración es natural y regular. (3 minutos)

5. Parte 1 (Relajar, expandir, emitir y almacenar)
   Comenzando con el periné, el cuerpo entero está relajado. Ahora ejercite su consciencia. El *qi* está dentro de usted; usted está dentro del *qi*. El horizonte se encuentra delante de usted, y todavía se encuentra dentro de usted. Sonría desde lo más profundo dentro de sí mismo. (2 minutos)
   Expanda el tercer ojo y emita desde todo el cuerpo. Emita tan lejos y tan alto como sea posible. El cuerpo entero está relajado. El relajamiento se expande hasta el infinito.
   Respire con el universo. Acepte el destino del universo.
   Deje que todo su cuerpo sonría con alegría. Sus articulaciones deben de estar flexibles. Su cuerpo entero debe de balancearse ligeramente. Deje que su cuerpo interno se relaje, se relaje, se relaje. Emita, emita, emita hacia afuera. (2 minutos)
   Dirija su consciencia desde tan lejos como sea posible. Concéntrela en el abdomen debajo del ombligo. Usando su tercer ojo, mire internamente a lo largo de su columna vertebral. Almacénelo en el área abdominal.

6. Parte 2 (Descienda sobre la tierra y ascienda al cielo)
   Comenzando con el abdomen, deje que su consciencia viaje a través de la columna vertebral, hacia abajo, abajo, abajo, dentro de la tierra. Vea cuan profunda es el agua. (1 minuto)
   Deje que su consciencia se dirija hacia arriba, arriba, arriba, desde las profundidades de la tierra, a través del periné, a lo largo de la columna vertebral. Deje

que se dirija a través de su cabeza hacia las estrellas. Vea cuan alto es el cielo. (1 minuto)

7. Parte 3 (Expandir en todas las direcciones)
Retorne su consciencia desde el cielo hacia el abdomen. Emita el *qi* desde su abdomen. Emita, emita, emita hacia adelante, hacia atrás, hacia arriba, hacia abajo, hacia la izquierda, hacia la derecha, emita desde todo su yo. Emita hacia lo ilimitado; emita hacia el infinito. (2 minutos)

8. Parte 4 (Almacenar el *qi*)
Almacénelo, almacénelo, almacénelo dentro de todo el cuerpo desde todas las ocho direcciones. Almacénelo en el área abdominal. (2 minutos)
Almacene la energía. La consciencia almacena la energía desde las ocho direcciones y la mantiene en el abdomen. Escuche, vea, sienta lo que está en el abdomen. La consciencia retorna y el *qi* retorna naturalmente. Cuidadosamente almacene el *qi* en el abdomen de tal manera que no se pierda. (1 minuto)

3. Combinando el Yin y el Yang

Combinando el Yin y el Yang es el secreto del Chan Mi Gong. El objetivo es de conectar el hombre con el cielo y la tierra y eventualmente de reunirlo con el universo.

3.1. Círculos Internos

Antes de empezar este ejercicio, es especialmente importante de regular el cuerpo, la respiración y la mente. Si el cuerpo está apropiadamente regulado, entonces la respiración es normal y la mente calma.

La finalidad de los círculos internos es de usar la mente consciente para conducir el qi en círculos dentro del abdomen. Esto desarrolla el qi pre-natal o el qi innato.

3.1.1. Círculos planos

Coloque las manos encima del abdomen aproximadamente a 2 pulgadas debajo del ombligo, los hombres, la mano derecha sobre la izquierda, las mujeres, la izquierda

sobre la derecha. (Figura 3.1)

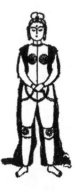

Figura 3.1: círculos planos

Usando su consciencia, mueva el *qi* desde el centro del abdomen en círculos cada vez más grandes hacia detrás y hacia adelante. Gire los círculos alrededor de la cintura. Los hombres giren 36 veces, las mujeres 24 veces. (Figura 3.2)

La columna vertebral debe de girarse ligeramente para ayudar a mover el *qi*.

Luego haga una *S* dentro del círculo e invierta la dirección. El propósito de este símbolo del yin-yang es de diferenciar el cielo y la tierra. (Figura 3.3)

Continúe trazando círculos cada vez más pequeños, los hombres 36 veces, las mujeres 24 veces, hasta que el *qi* haya retornado al área abdominal debajo del ombligo.

3.1.2. Círculos verticales de izquierda a derecha

Siga los pasos anteriores, pero esta vez trace los círculos verticalmente de izquierda a derecha, haciéndolos cada

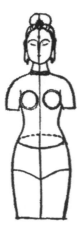

Figura 3.2: moviendo el *qi*

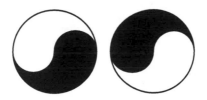

Figura 3.3: diferenciando entre el cielo y la tierra

vez más grandes, girándolos hacia el diafragma y el periné. La columna vertebral puede balancearse ligeramente de izquierda a derecha, igualmente 36 o 24 veces. (Figura 3.4) Haga una figura de *S* y retorne al abdomen.

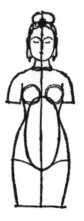

Figura 3.4: círculos verticales de izquierda a derecha

3.1.3. Círculos verticales de atrás hacia adelante

Siga las técnicas anteriores pero esta vez gire de adelante hacia atrás en círculos que tienen por finalidad llegar al diafragma y al periné. La columna vertebral puede balancearse ligeramente de adelante hacia atrás. (Figura 3.5)

Puntos importantes

Cuando se haga círculos, no deje que el *qi* se escape fuera de la piel. Manténgalo dentro de la cavidad abdominal.

Se usan los números 24 y 36 porque éstos han resultado ser muy efectivos. Después que uno se haya familiarizado con estos ejercicios, el número de círculos se puede ajustar de acuerdo a las preferencias de cada individuo. Los hombres normalmente giran en múltiplos de 3 (3, 6, 9, ..., 36);

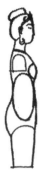

Figura 3.5: círculos verticales de atrás hacia adelante

las mujeres en múltiplos de 2 (2, 4, 6, ..., 24). Sin embargo el número de círculos debe de ser el mismo para las rotaciones anteriores y posteriores. Esto mantiene el cuerpo en equilibrio.

Los círculos internos regulan el hígado, el bazo y los riñones. Esto ayuda a la digestión. Generalmente éstos armonizan los órganos internos, especialmente el sistema endocrino.

3.2. Acumule el Yin de la Tierra y el Yang del Cielo

El objetivo de este ejercicio es de desarrollar el *qi* postnatal desde el cielo y la tierra. El *qi* de la tierra nutre la sangre y ayuda a desarrollar el *qi* interno.

3.2.1. Acumular el Yin

Usando sus manos como guías, con las palmas hacia adentro, mueva el *qi* a lo largo del lado yin (interno o de frente) del cuerpo, desde el área abdominal, a través del periné, a lo largo del interior de las piernas, a través de los talones, hacia las profundidades de la tierra. (Figura 3.6)

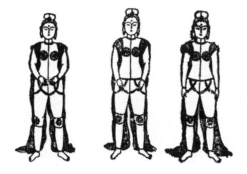

Figura 3.6: acumulando el Yin

Mientras que la consciencia está dirigida hacia la tierra, trate de visualizar agua clara y peces nadando. Mantenga la columna vertebral moviéndose ligeramente.

3.2.2. Acumular el Yang

Igualmente usando las manos como guías, lleve el *qi* a lo largo del lado yang (externo o de detrás) del cuerpo, desde los talones hacia la parte posterior de la cintura y hacia el abdomen.

Continúe conduciendo el *qi* hacia atrás lo más lejos posible. Luego abra las manos y llévelas por delante del cuerpo. Continúe a alzar las manos, conduciendo el *qi* a través de la cabeza. Dirija la consciencia hacia el cielo. (Figura 3.7)

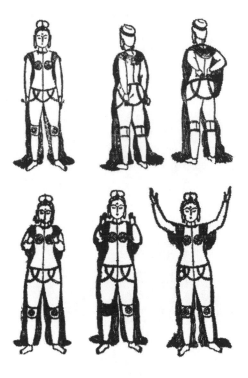

Figura 3.7: acumulando el Yang

Mientras que la consciencia está dirigida hacia el cielo, observe el sol, la luna y las estrellas en movimiento. Mantenga la columna vertebral moviéndose ligeramente.

Lleve ambas palmas por delante del rostro y conduzca el *qi* desde los cielos, a través de la cabeza, rostro y pecho, dentro del área abdominal. Luego deje que el *qi* se mueva hacia abajo fuera de las piernas, hacia la tierra. (Figura 3.8)

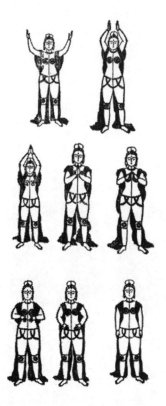

Figura 3.8: el *qi* se mueve hacia la tierra

Puntos importantes

Use sus manos y su mente consciente para conducir el *qi*. Los movimientos deben de ser lentos y continuos, no agitados. Los brazos deben de estar flexibles y los pies no deben de abandonar la tierra. A medida que el *qi* pasa a través de ciertas partes dentro del cuerpo, se debe de prestar atención a esos órganos específicos.

Según una teoría médica de la China, el cielo es el yang;

y la tierra el yin. *Qi* es yang; sangre es yin. El *qi* conduce la sangre; la sangre nutre el *qi*. Si el *qi* está sano, la sangre también lo está. El *qi* y la sangre tienen un mismo origen y ellos interactúan constantemente entre sí.

Cuando el *qi* se encuentra en la tierra, se experimenta una sensación serena y agradable. Cuando el *qi* viene desde los cielos hacia el abdomen, se siente como una lluvia frescamente cálida.

3.3. Técnicas de Ascenso y Descenso

Esta técnica continúa con la conexión del cuerpo con el cielo y la tierra. El ciclo es

$$\text{hombre} \rightarrow \text{tierra} \rightarrow \text{hombre}$$
$$\text{hombre} \rightarrow \text{cielo} \rightarrow \text{hombre}$$
$$\text{hombre} \rightarrow \text{tierra} \rightarrow \text{hombre} \rightarrow \text{cielo} \rightarrow \text{hombre}$$

Esto también se conoce como órbita macrocósmica del hombre y el universo. (La órbita microcósmica se encuentra dentro del mismo cuerpo.)

3.3.1. Lado izquierdo

Usando la mano izquierda como guía, lleve el *qi* desde la tierra a través de la pierna izquierda. La consciencia, el *qi* y la mano izquierda se levantan a lo largo del lado izquierdo del cuerpo hasta alcanzar los cielos. Mientras tanto la mano derecha se mantiene al costado.

Luego la mano derecha guía la consciencia y el *qi* desde los cielos a través del lado derecho del cuerpo hasta alcanzar la tierra. La mano izquierda se mantiene al costado. (Figura 3.9)

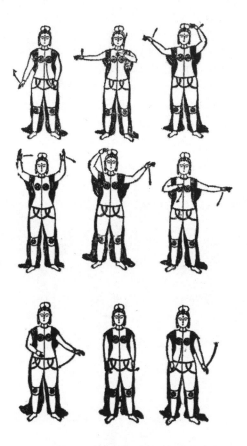

Figura 3.9: lado izquierdo

3.3.2. Lado derecho

Con la mano derecha aún guiando, lleve la consciencia y el *qi* desde la tierra, a través del lado derecho del cuerpo hacia los cielos. Luego la mano izquierda conduce la consciencia y el *qi* desde los cielos, a través del lado izquierdo del cuerpo hasta alcanzar la tierra. (Figura 3.10)

Repita el ejercicio de ascenso y descenso a ambos lados del cuerpo hasta que se sienta confortable. Los hombres 3, 6, 9, ..., 36 veces; las mujeres 2, 4, 6, ..., 24 veces.

Puntos importantes

La medicina china considera que el lado izquierdo corresponde al yin y el lado derecho al yang. El yin y el yang deben de estar en equilibrio a fin de que el cuerpo esté sano.

3.4. Combinando el Yin y el Yang

Esta es la última técnica de este ejercicio que combina el yin y el yang.

1. Usando sus manos, guíe el *qi* desde la tierra a lo largo de los talones, hacia la parte exterior de las piernas, la cintura, la espalda, a través de la cabeza, hasta los cielos. (Figura 3.11)

2. Con las palmas tocándose, lleve la consciencia y el *qi* por delante del rostro y hacia el abdomen. (Figura 3.12) Almacene el *qi*.

3.5. Guía paso a paso para combinar el Yin y el Yang

1. Despeje la mente. Prepárese para la práctica.

2. Manténgase en la posición 30-70.

3. Practique las técnicas básicas 1-6.

4. Mantenga los órganos internos moviéndose ligeramente. La respiración es natural y regular. (3 minutos)

5. Parte 1. Círculos Internos

   a) Círculo plano.
   Mueva el *qi* desde el centro del abdomen en círculos cada vez más grandes, girando hacia afuera hasta la cintura. La columna vertebral se gira ligeramente. Trace círculos, redondos y firmes. Mire internamente a lo largo de la columna vertebral.
   Luego haga una *S* e invierta la dirección del círculo. Continúe haciendo círculos cada vez más pequeños. Se gira la columna vertebral. Mire internamente a lo largo de la columna vertebral. Almacénelo en el abdomen debajo del ombligo. (4 1/2 minutos)

   b) Círculo vertical de izquierda a derecha.
   Mueva el *qi* desde el centro del abdomen en círculos cada vez más grandes, girándolo hacia afuera hasta alcanzar el diafragma y el periné. La columna vertebral se balancea ligeramente de izquierda a derecha. Trace círculos, redondos y firmes. Mire internamente a lo largo de la columna vertebral.
   Ahora haga una *S* e invierta la dirección del círculo. Continúe trazando círculos cada vez más pequeños. La columna vertebral se balancea. Almacénelo en el abdomen debajo del ombligo. (4 minutos)

   c) Círculo vertical de atrás hacia adelante.

Mueva el *qi* desde el centro del abdomen en círculos cada vez más grandes, girándolos de adelante hacia atrás en círculos que tienen por finalidad alcanzar el diafragma y el periné. La columna vertebral se balancea ligeramente de adelante hacia atrás. Trace círculos, redondos y firmes. Mire internamente a lo largo de la columna vertebral.

Ahora haga una *S* e invierta la dirección del círculo. Continúe trazando círculos cada vez más pequeños. Se balancea la columna vertebral ligeramente. Mire internamente a lo largo de la columna vertebral. Almacénelo en el abdomen debajo del ombligo. (4 minutos)

6. Parte 2. Acumule el Yin desde la tierra y el Yang desde el cielo

   a) Acumule el Yin
   Usando ambas manos como guías, mueva el *qi* desde el área abdominal, a través del periné, a lo largo del interior de las piernas, hacia abajo, abajo, abajo, hasta las profundidades de la tierra. Abajo en la tierra, el agua es clara. Observe los peces nadando. Mantenga la columna vertebral moviéndose ligeramente. (3 minutos)

   b) Acumule el Yang
   Igualmente usando ambas manos como guías, lleve el *qi* desde los talones hacia la parte posterior de la cintura, hacia el abdomen.
   Continúe conduciendo el *qi* por atrás, a través de la cabeza. Diríjalo hacia arriba, arriba, arri-

ba, hasta el cielo. Observe el sol, la luna y las estrellas en movimiento. Mantenga la columna vertebral moviéndose ligeramente.

c) Retorno a la tierra
Lleve las palmas juntas por delante del rostro y conduzca el *qi* desde los cielos, a través de la cabeza, rostro y pecho, dentro del área abdominal. Después deje que el *qi* se mueva fuera de la piernas hacia la tierra. (4 minutos)

7. Parte 3. Técnicas de ascenso y descenso

a) Lado izquierdo
Usando la mano izquierda como guía, lleve el *qi* desde la tierra a través de la pierna izquierda. La consciencia, el *qi* y la mano izquierda ascienden a lo largo de la parte izquierda del cuerpo hasta alcanzar los cielos.
Luego la mano derecha conduce la consciencia y el *qi* desde los cielos a través de la parte derecha del cuerpo hasta alcanzar la tierra.

b) Lado derecho
Con la mano derecha guiando, lleve la consciencia y el *qi* desde la tierra, a lo largo de la parte derecha del cuerpo hasta los cielos.
Luego la mano izquierda conduce la consciencia y el *qi* desde los cielos, a lo largo de la parte izquierda del cuerpo hasta la tierra. (8 minutos)

8. Parte 4. Combinando el Yin y el Yang
Usando ambas manos, guíe el *qi* desde la tierra a lo

largo de los talones, hacia afuera de las piernas, hacia la cintura, hacia la espalda, a través de la cabeza, hasta alcanzar los cielos.

Mirando ambas palmas, lleve la consciencia y el qi por delante del rostro y hacia el abdomen.

9. Parte 5. Almacenando el Qi

Usando la señal de la mano almacene el qi debajo del ombligo. Examine el interior de su abdomen a medida que almacena el qi. Ligeramente abra los ojos.

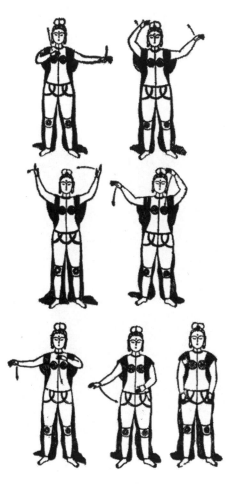

Figura 3.10: lado derecho

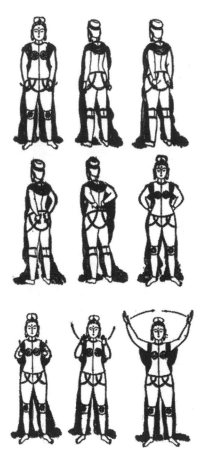

Figura 3.11: el *qi* se mueve hacia los cielos

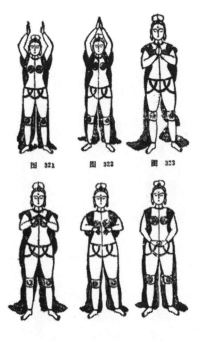

Figura 3.12: almacenando el *qi*

Parte II

Estudios del Chan Mi Gong

4. Historia del Chan Mi Gong

4.1. Secta Chan

Chan es una de las sectas principales del budismo chino. Se pone énfasis en la contemplación interior. Por eso también se le conoce como escuela meditativa [2].

Bodhidharma, el 28.º patriarca indio, directo descendiente de Shakyamuni Buddha, es considerado como el fundador del budismo Chan chino. En los años 520, Bodhidharma viajó desde la India hacia Guang Zhou en China para difundir las enseñanzas budistas. Luego aceptó una invitación del emperador chino Liang Wu Di y lo visitó en lo que hoy se conoce como Nanjing. El emperador Liang Wu Di fue un patrón del budismo y de la cultura india. También construyó monasterios, promovió el vegetarianismo y donó a los más necesitados. Más adelante Bodhidharma fue a Loyang y entró al monasterio Shaolin en el Monte de Song. Se sentó a meditar enfrente de un muro sin hablar y una leyenda dice que estuvo así nueve años y alcanzó la

4. Historia del Chan Mi Gong

iluminación total.

Él transmitió su conocimiento a Hui Ke en el *Sutra de Lankavatara*.[1] Luego el patriarcado Chan pasó a Seng Can (?-606), Tao Xin (580-651) y Hong Ren (602-675). Después de Hong Ren la secta Chan se dividió en escuelas del norte y escuelas del sur. Shen Xiu (606-706) es considerado como el líder de la escuela norte del budismo Chan. Hui Neng (638-713) es considerado como el líder de la escuela del sur.

Hui Neng era un cortador de leña, iletrado, que escuchaba a la gente recitar el ***Sutra del Diamante***.[2] Él estuvo intrigado con respecto a su contenido y quiso aprender más sobre ese sutra. Así él hizo un largo trayecto para conocer más acerca del maestro Hong Ren. A pesar que era analfabeto, fue aceptado como un discípulo.

Una leyenda dice que cuando el maestro Hong Ren quiso elegir a su sucesor, él pidió a los candidatos que escribieran un poema, a fin de que demostraran su conocimiento del budismo. El discípulo principal Shen Xiu decidió escribir un poema anónimo en el muro del pasadizo del monasterio. Él escribió:

> *Nuestro cuerpo puede ser comparado con un árbol bodhi,*
> *Mientras que nuestra mente es un espejo brillante;*
> *Constantemente manteniéndolo limpio,*

---

[1] Lankavatara Sutra
http://es.geocities.com/sutrasbudistas/sutras/lanka/corto/lanka01.html

[2] *Vajra Prajna Paramita Sutra* en sánscrito o *Jingang Jing* 金刚经 en chino. Puede ser descargado gratuitamente en español del sitio http://www.acharia.org/sutras/el_sutra_del_diamante.htm

Y no dejar que el polvo se pose en él.

Después de que alguien recitó ese poema, Hui Neng decidió componer un poema en respuesta. Como era analfabeto, pidió a alguien que escribiera por él los siguientes versos:

> *Originalmente el bodhi no era un árbol,*
> *Ni la mente un espejo brillante;*
> *Pues no había tal cosa al principio,*
> *Donde se pueda posar el polvo.*

El maestro Hong Ren reconoció la superioridad de entendimiento de Hui Neng acerca de la esencia del budismo. Temió que los celos surgieran por proclamar a un analfabeto como el sucesor del patriarca. Entonces secretamente le cedió su toga y su plato para limosnas, el símbolo del rol del patriarca, a Hui Neng, y le advirtió que se escondiera por varios años hasta que él mismo, Hong Ren, falleciera. Solo después podría Hui Neng difundir las enseñanzas de Buda como el sexto patriarca.

Más adelante Hui Neng fundó el monasterio de Nan Hua, también conocido como Baolin Si en Guang Zhou. Él enfatizaba la iluminación completa e instantánea. Sus enseñanzas fueron coleccionadas en el *Sutra del Sexto Patriarca*, el cual es también conocido en español como el *Sutra de Hui Neng*[3], que es el único sutra que haya sido compilado por un chino.

A fines del periodo de la dinastía Tang (siglo 9), la escuela del sur del budismo Chan fue ulteriormente dividida

---

[3] *Liu Zu Fa Bao Tan Jing* 六祖法宝坛经. Puede ser descargado gratuitamente del sitio de Libros Budistas de España: http://www.librosbudistas.com/libros/index.asp?libro=SHN

en cinco escuelas diferentes. Generalmente, las escuelas de Chan ponen énfasis en la iluminación directa. Ellos hacen hincapié que todos poseemos una naturaleza de Buda innata que puede ser revelada. Cada escuela difiere ligeramente en el procedimiento exacto para alcanzar la iluminación.[4]

4.2. Secta tántrica

El budismo tántrico o yoga tántrico es considerado como budismo esotérico. Enfatiza la recitación de mantras y el uso de mudras y mandalas para poder conseguir fuerza interna.

El budismo tántrico apareció por primera vez en el año 230 DC con una traducción al chino del *Sutra de Matanga* de la India, que contenía varios mantras. Los mantras son sílabas o fórmulas que no tienen un significado literal, pero que puede generar energía a través de la repetición de los sonidos. A pesar de que muchos mantras aparecieron en la China, ellos no fueron especialmente populares.

El tantrismo se establece en la China por un breve periodo en el siglo ocho. Los maestros indios Subhakarashima, Vajrabodhi y otros dominaban los secretos del cuerpo, del habla y de la mente. Ellos trajeron mudras o secretos contenidos en posturas de los dedos y mandalas o diagramas de los dioses. Ellos eran capaces de predecir la lluvia y de curar enfermos. Subhakavashima tradujo el *Sutra de Mahavairocana* al chino, que es el texto básico del budismo tántrico.

---

[4]Breve historia de la escuela budista Chan http://www.baolin.org/ pdfs/breve_historia_chan.pdf

Debido a que el pensamiento tántrico era tan diferente de otras formas de budismo, muchos de sus textos fueron proscritos y algunos fueron tergiversados. El budismo tántrico no permaneció mucho tiempo en la China.

Sin embargo, en el año 840, el monje japonés Kong Hai aprendió algo de yoga tántrico en China. Cuando el retornó al Japón difundió este sistema.

En el Tibet, el pensamiento tántrico fue también fácilmente absorbido y firmemente establecido. En el siglo siete el rey tibetano Srong-tsan Sgam-po difundió mantras tántricos. Cuando Lian Hua vino a Lhasa de la India, estableció el Templo Sang Ye para la propagación del budismo tántrico. Esto se conoce ahora como Lamaísmo.

4.3.   Chan Mi Gong

La exacta historia del Chan Mi Gong no es clara. La práctica tántrica ha sido siempre envuelta en un velo de misterio y pasaba oralmente de maestro a discípulo. El budismo Chan enfatizaba la iluminación súbita y prestaba poca atención a la documentación escrita.

Lo que es cierto es que Liu Han Wen aprendió estas técnicas en casa. Su bisabuelo, abuelo, padre y tía estudiaban con diferentes maestros y este conocimiento le fue transmitido. Liu Han Wen sistematizó estas técnicas en 6 grupos de ejercicios que son conocidos ahora como Chan Mi Gong.

5. Técnicas de sabiduría y el campo eléctrico del cuerpo

Las técnicas de sabiduría del Chan Mi Gong han demostrado desarrollar un tipo de energía similar al recientemente descubierto campo eléctrico del cuerpo [7].

El Chan Mi Gong puede prevenir enfermedades, fortalecer el cuerpo, prolongar la vida y desarrollar ciertas habilidades. Los resultados de estos ejercicios han sido demostrados por miles de años de experiencia, a pesar de que no ha habido ningún instrumento para medir con precisión exactamente los resultados.

Aquí radica una diferencia fundamental entre el pensamiento científico y la filosofía oriental y occidental. La filosofía oriental se desarrolla a partir de sentimientos y sensaciones hacia la realización de modelos y teorías. Esto es especialmente cierto para el qigong y la medicina china. La herbología china se ha desarrollado a través de continuas tentativas y pruebas. La medicina china se basa en mirar, escuchar, preguntar, sentir y finalmente realizar.

La ciencia occidental se basa en mediciones precisas y las funciones exactas de las partes individuales. La ciencia oriental se basa en la filosofía del balance y la armonía total. La ciencia oriental tiene sus propios métodos de observación y conjuntos de teorías. Es también una ciencia. Pero también ayuda a usar las técnicas de mediciones de la ciencia occidental para clarificar ciertos puntos.

El físico Fritjof Capra en su libro, *El Tao de la Física* [1], escribe "En la filosofía china, la idea de campo no está solamente implícita en la noción de Tao como un ente vacío y sin forma, y sin embargo produciendo todas las formas, sino que está también expresado explícitamente en el concepto de *qi*." El padre de la bomba atómica, Robert Oppenheimer, el fundador de la física cuántica, Heisenberg, y Albert Einstein han comparado, todos ellos, principios de la física con la filosofía oriental.

La ciencia moderna ha demostrado que alrededor del cuerpo existe un campo. En 1911, Walter Kilner [3] afirmó que el cuerpo tiene tres capas. La primera es aproximadamente 0.635 cm del cuerpo y es oscuro. La segunda capa es aproximadamente 5.08 cm del cuerpo y es más liviana. La última capa es aproximadamente 15.24 cm del cuerpo y es muy fina. (Figura 5.1)

Posteriores investigaciones han demostrado que un tipo de electricidad se mueve de arriba hacia abajo a lo largo de la columna vertebral, y crea un campo en forma de canasta alrededor del cuerpo. (Figura 5.2) Este campo contiene algo similar a ondas electromagnéticas, pero no es electricidad. Consiste de partículas indescriptibles [5].

Dentro de la columna vertebral se encuentran siete círculos girantes de energía, a veces llamados "chakras." [4] (Fi-

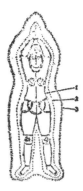

Figura 5.1: campo eléctrico alrededor del cuerpo

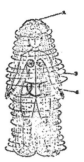

Figura 5.2: campo similar a las ondas electromágneticas

gura 5.3) Ellos corresponden a los puntos de acupuntura china y a las glándulas endocrinas occidentales. En una persona sana, estos círculos son brillantes, y ellos giran con una cierta vibración. Si una persona está enferma, los círculos son oscuros y son inestables.

Aplicando la teoría del chakra a las técnicas de sabiduría del Chan Mi Gong, vemos que el continuo movimien-

75

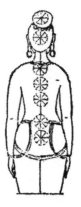

Figura 5.3: chakras

to de la columna vertebral mantiene los chakras abiertos y sanos. Esto resulta en un efecto positivo en varias partes del cuerpo. (Vea cuadro 5.1)

Ejercitando este campo eléctrico débil del cuerpo, no sólo puede ayudar a mantener sana a una persona, sino que también puede ser usado por los mamíferos para transmitir *xinxi*, y puede absorber energía del universo.

Esto es solo un estudio preliminar. Con el ulterior avance de la ciencia occidental, los misterios del qigong pueden ser aún más revelados [6].

Chakra	Frecuencia	Glándula endocrina	Parte Afectada del cuerpo
Coronilla	972	pituitaria	cerebro inferior, ojo izquierdo, oídos, nariz, sistema nervioso
Frente	96	pineal	cerebro superior, ojo derecho
Garganta	16	tiroides	sistema respiratorio, cuerdas vocales, esófago
Corazón	12	timo	corazón, sistema circulatorio
Plexo Solar	10	páncreas	estómago, hígado, vesícula biliar
Reproductivo	6	reproductivo	reproducción
Raíz	4	adrenal	columna vertebral, riñones

Cuadro 5.1: efectos de los chakras

6. Anatomía de la columna vertebral

Qigong es uno de los tesoros más antiguos de la China. Puede estimular salud y longevidad. Chan Mi Gong es un tipo de qigong, que es fácil de aprender, fácil de practicar y produce resultados visibles. Chan Mi Gong ejercita todo el cuerpo, pero enfatiza el movimiento de la columna vertebral.

Por tanto, algún conocimiento de la columna vertebral ayudará a entender los "cuatro movimientos" y la distribución 70-30 del peso.

6.1. Estructura

La estructura anatómica de la columna vertebral y de los tejidos que lo rodean es importante para entender el Chan Mi Gong.

1. Capas de la piel

   a) Epidermis - La capa exterior de la piel consiste de poros y vellos. Su función no es crucial en el

Chan Mi Gong.

b) Dermis - La capa debajo de la epidermis contiene folículos capilares y vasos capilares. El movimiento de esta área ayuda en la circulación de la sangre y en el fortalecimiento del sistema nervioso.

c) Capa subcutánea - Esta capa contiene las glándulas sudoríparas, arterias, venas y tejido adiposo.

2. Músculos

Los músculos que se encuentran bajo la piel en la parte posterior del cuerpo ayudan a mover la columna vertebral y los huesos del esqueleto adyacentes.

a) La capa exterior de los músculos de la espalda consiste de trapecios, que son responsables del movimiento del cuello, y de *latissimus dorsi*, que ayudan a mover los hombros y los brazos.

b) La segunda capa consiste de:

1) El músculo elevador de la escápula y los romboides que están ligados a las vértebras cervicales y mueven los hombros y la cabeza.

2) El oblicuo externo ligado a la parte posterior de las costillas que ayuda en la respiración.

c) Los músculos iliocostales que se encuentran en la parte posterior del hueso de la cadera y están ligados a las vértebras lumbar, torácica y a una porción de la parte posterior de las costillas. Se

80

extienden a lo largo de la columna vertebral y su función es de extender la columna vertebral.

d) Estos músculos están localizados debajo de los músculos iliocostales.

1) Los músculos del *longissimus dorsi* están ligados a los procesos transversales de las vértebras y son responsables del movimiento de torsión de la columna vertebral.

2) Los músculos del *longissimus capitis* ayudan al movimiento de la cabeza.

3) Los músculos del *spinalis dorsi* están localizados entre los procesos transversales de la columna vertebral. Ayudan al movimiento de la columna vertebral.

3. La columna vertebral
La columna vertebral consiste de cuatro secciones. (Figura 6.1)

a) Las vértebras cervicales (7) o huesos del cuello

b) Las vértebras torácicas (12) o huesos del pecho

c) Las vértebras lumbares (5) o huesos de la cintura

d) Las vértebras del sacro o huesos del coxis

6.2. Función

El esqueleto es el marco en el cual todos los tejidos y órganos permanecen, y la columna vertebral es el eje central del esqueleto. La columna vertebral alberga la médula

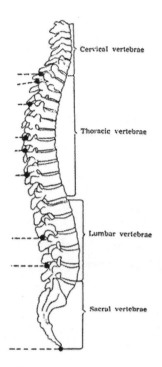

Figura 6.1: columna vertebral

espinal que es el centro del sistema nervioso del cuerpo. La aorta, el vaso sanguíneo más importante, corre a lo largo de la columna vertebral. Todos los órganos del cuerpo están localizados en las cavidades torácicas o abdominales.

El movimiento de la columna vertebral mueve naturalmente los demás órganos, y este ejercicio de los órganos internos puede regular y armonizar el cuerpo.

6.3. Relación con el sistema nervioso

Los cuatro tipos de movimiento de la columna vertebral (movimiento ondulatorio, de balanceo, de torsión y de combinación) forman la base del Chan Mi Gong. Ellos pueden ser considerados como un tipo de automasaje de la columna vertebral. Estos movimientos de la columna afectan la médula espinal dentro de la columna. Esto a su vez ayuda a que el cerebro alcance un estado especial de consciencia que es muchas veces llamado *qigong tai*.

Cuando se está en ese estado de consciencia, la concentración en una parte determinada del cuerpo, que no está sana, puede ayudar a curarla.

Este movimiento ligero de la columna también ejercita los órganos internos, lo que a su vez regulan el metabolismo del cuerpo y previene enfermedades. Ello también tonifica el sistema nervioso, el cual puede desarrollar *xinxi*. El cual a su vez puede desarrollar habilidad mental.

6.4. Relación con la circulación

Cuando se practica las técnicas básicas del Chan Mi Gong, se debe de poner énfasis en el movimiento de la columna vertebral. Y esto indirectamente aumenta la circulación de la sangre. La sangre es responsable del nutrimiento de las células en el cuerpo mediante el transporte de nutrientes y oxígeno. Un incremento en la circulación tiene un efecto conmensurable en los tejidos y en los órganos del cuerpo.

6.5. Distribución 70-30 del Peso

En la posición natural de pié, una persona tiene una cierta distribución de peso. Pero la posición 70-30 (70 % del peso en los talones, 30 % en la planta de los pies) redistribuye el peso y estimula el relajamiento de los músculos y de las articulaciones. Ello también lleva energía a través de la médula espinal hacia el cerebro. Esto conduce a un incremento de la percepción y a una habilidad de equilibrar el cuerpo y de adaptarse al medio ambiente.

Esta posición también reduce la tensión en los músculos y permite un mejor flujo de la sangre. La función precisa está todavía bajo investigación.

Esta incursión abreviada de anatomía es un punto de partida para ayudar a aclarar algunos de los misterios que rodean a este tipo de qigong.

Lecturas
recomendadas

[1] Fritjof Capra. *The Tao of Physics*. Bantam, 1975.

[2] Kenneth Chen. *Buddhism in China*. Princeton University Press, 1964.

[3] Walter J. Kilner. *The Human Aurea*. University Books, New York, 1965. Originally The Human Atmosphere, London, 1911.

[4] C. W. Leadbeater. *The Chakras*. Theosophical Publishing House, 1927.

[5] Jack Schwartz. *Human Energy Systems*. Dutton, New York, 1980.

[6] Brian Snellgrove. *Diagnostic Possibilities of Kirlian Photography*. London, 1979.

[7] E. E. Suckling. *Bio-electricity*. McGraw Hill Book Company, 1961.